# Prostata Infiammata

## Una soluzione

**Note (v1):**

**Note (v1):**

# Indice delle Materie

## *Prostata Infiammata: una soluzione*     *Pag:*



ooo0ooo

# Dedizione

*Al Dottore Sig. Busto Martin,
straordinario professionista,
gentile, vicino, empatico,
persona eccellente.*

ooo0ooo

# Introduzione

A 40 anni ho iniziato a scoprire il mondo dei molteplici sintomi e dei possibili problemi alla prostata. Quello non mi accompagnava, cos'era la prostata?, come potevo avere problemi alla prostata a 40 anni?, era una questione di uomini malati di più di 80 anni..., incredibile.

Nel mio ambiente familiare, lavorativo e di amicizia nessuno ne parlava, quello era un tabù, che non esisteva e se si parlava era poco, senza dettagliare nulla, con risate ironiche e false o solo quando si trattava di diagnosi di cancro già molto avanzato.

Le donne potrebbero parlare del proprio ginecologo con le sue amiche, con la famiglia, al lavoro, loro potevano avere problemi ai propri organi sessuali esterni ed interni e persino commentarli pubblicamente e non è successo niente, ma gli uomini, falsamente "super maschi", falsamente "super uomini", che urinammo solo in piedi queste cose non ci sono successe..., o pensavamo che non fosse successo a noi.

*"Prostata Infiammata"* cerca di rompere questi miti e tabù, con questa cultura oscura e maschilista, per aiutare altri uomini, per trasmettere tranquillità, per dimostrare che i problemi alla prostata sono più comuni di quanto si creda, in età più giovane di quanto si pensa, che ci sono più uomini che soffrono del problema e che ci sono soluzioni.

Questo libro è scritto in un linguaggio non medico, non tecnico, con parole familiari, vicine, comprensibili a tutti e basate su una vera esperienza di ingrossamento di prostata.

Niente è raccomandato in questo libro, niente è prescritto, niente è venduto, né è un trattato medico o un manuale di guaritore, ma tutto è raccontato e senza tabù.

Questo libro è il resoconto dettagliato della vera esperienza di una persona che ha sofferto per diversi anni i molteplici effetti di una prostata eccessivamente grande, ingrossata e infiammata, a cui questo disturbo è stato diagnosticato da diversi medici e in diversi ambulatori, è stato applicato un trattamento e un monitoraggio da diversi anni, che ha sofferto molteplici sintomi con vari disagi, ogni volta più importanti, che ha subito un episodio con blocco totale della vescica e che infine questa persona è stata operata con la tecnica del Laser Verde.

Il contenuto del libro è simile al discorso che, naturalmente, senza alcuna vergogna, senza tabù di alcun genere, con un linguaggio chiaro, amichevole, e con il semplice obbiettivo di aiutare, informare, rassicurare, condividere e si svolge in ogni riunione familiare, evento sociale, ecc., una neomamma parla con un'amica incinta di come partorire o con una giovane amica di come usare i tamponi o con un'amica maggiore di come alleviare la perdita di urina o con un'amica che ha subito un intervento chirurgico su di lei utero su com'è l'intervento e i suoi effetti collaterali o con un'amica che ha subito un intervento chirurgico per cancro al seno su come e quando scegliere la parrucca giusta, ecc.

Come puoi vedere con questi esempi, gli uomini dobbiamo migliorare la comunicazione dei nostri problemi e spero che questo libro aiuti un po' a raggiungerlo.

oooOooo

# Altri titoli dell'autore

"Domótica con Raspberry©, Google© y Python©" (Ed-1)
"Domótica con Raspberry©, Google© y Python©" (Ed-2)
"Home Automation with Raspberry©, Google© & Python©"
"Electrónica divertida con Raspberry©"
"Elettronica divertente con Raspberry©"
"Electrónica y Domótica con Raspberry©"
"Python© con Raspberry© y Google©"
"400 Ejercicios Resueltos de Física Universitaria"
"400 Solved Exercises of University Physics"
"400 Esercizi Risolti di Fisica Universitaria"
"400 Problemas Resolvidos de Física Universitaria"
"Ejercicios de Física 1: Cálculo Vectorial"
"Ejercicios de Física 2: Mecánica Clásica"
"Ejercicios de Física 3: Mecánica de Fluidos"
"Ejercicios de Física 4: Calorimetría y Termodinámica"
"Ejercicios de Física 5: Campo Eléctrico y Magnético"
"Ejercicios de Física 6: Corriente Continua y Alterna"
"Algebra y Análisis en Carreras Universitarias"
"Snooker fácil"
"50 Poesías sin Título"
"Pescando Tiburones"
"Pescando Squali"

ooo0ooo

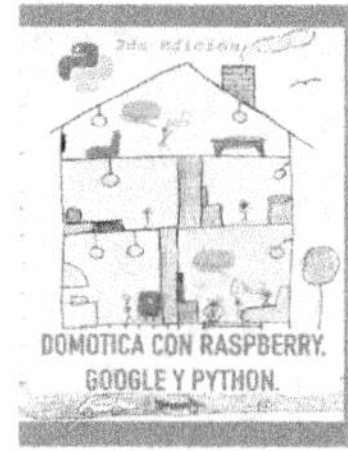
DOMÓTICA CON RASPBERRY,
GOOGLE Y PYTHON.

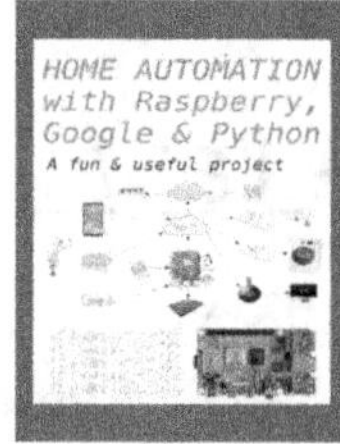
HOME AUTOMATION
with Raspberry,
Google & Python
A fun & useful project

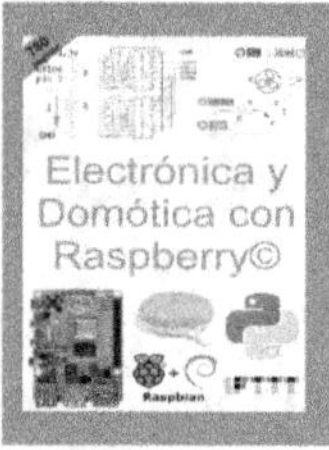
Electrónica y
Domótica con
Raspberry©

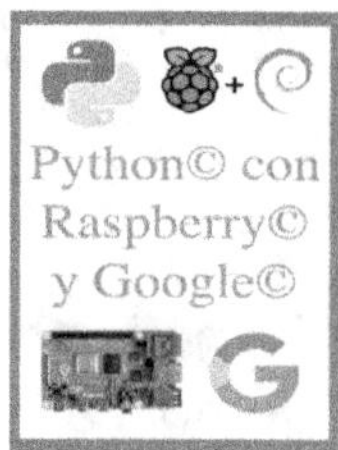
Python© con
Raspberry©
y Google©

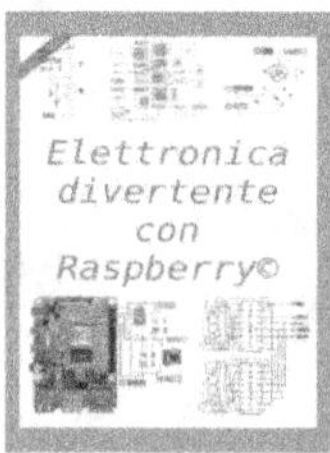
Elettronica
divertente
con
Raspberry©

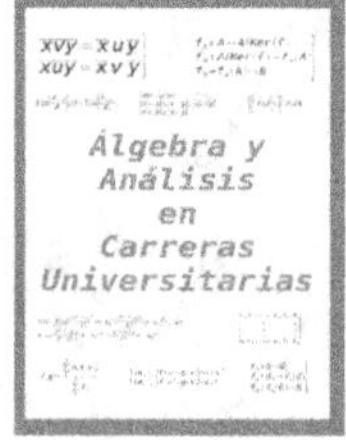
Álgebra y
Análisis
en
Carreras
Universitarias

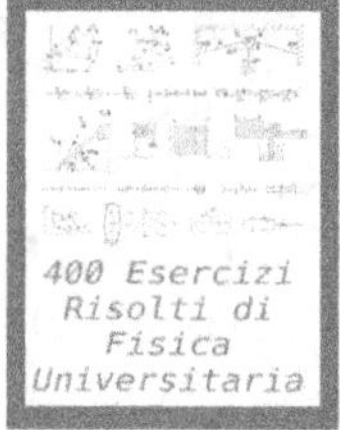
400 Esercizi
Risolti di
Fisica
Universitaria

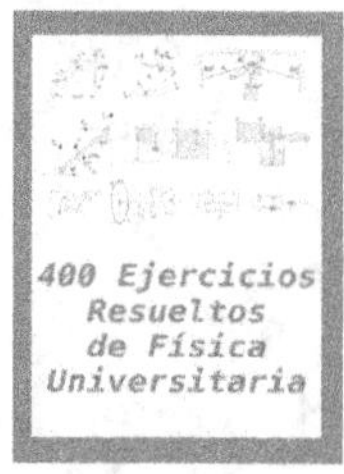
400 Ejercicios
Resueltos
de Física
Universitaria

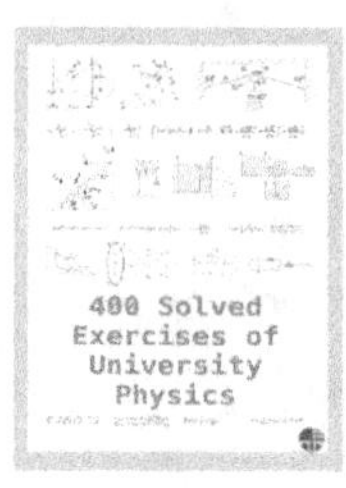
400 Solved
Exercises of
University
Physics

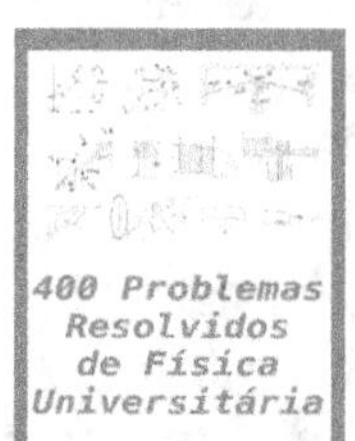
400 Problemas
Resolvidos
de Física
Universitária

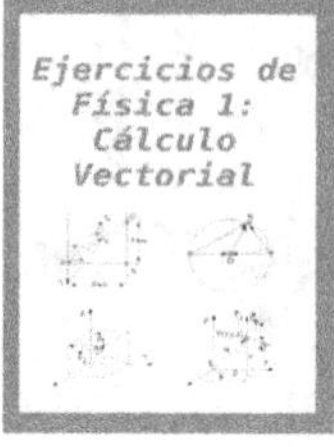
Ejercicios de
Física 1:
Cálculo
Vectorial

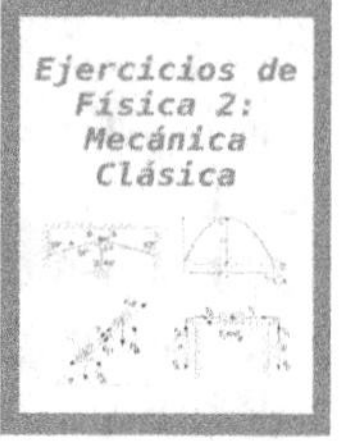
Ejercicios de
Física 2:
Mecánica
Clásica

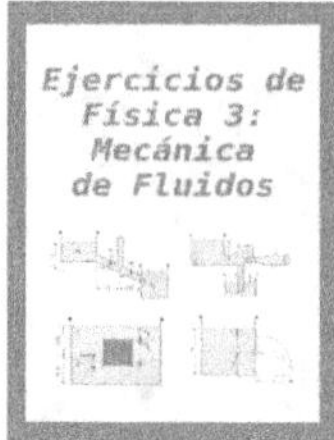
Ejercicios de
Física 3:
Mecánica
de Fluidos

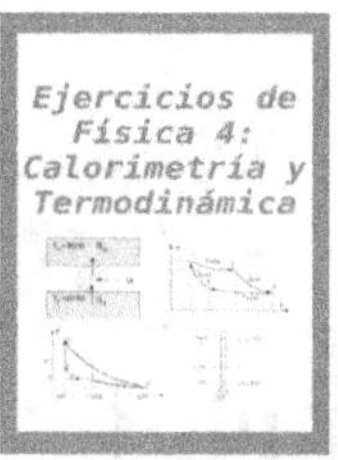
Ejercicios de
Física 4:
Calorimetría y
Termodinámica

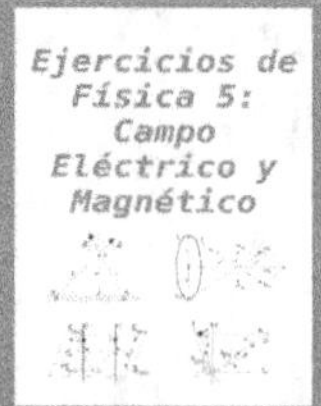
Ejercicios de
Física 5:
Campo
Eléctrico y
Magnético

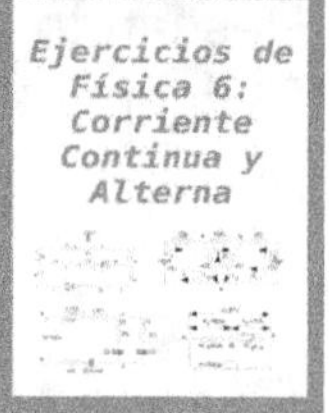
Ejercicios de
Física 6:
Corriente
Continua y
Alterna

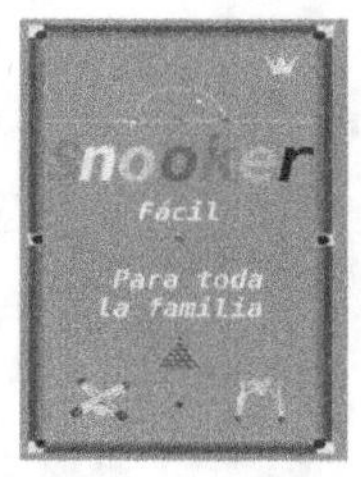
nooker
fácil
Para toda
la familia

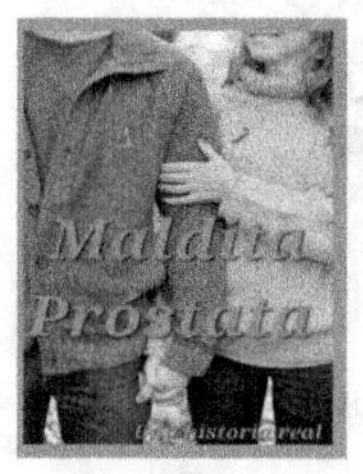
Maldita
Próstata
Una historia real

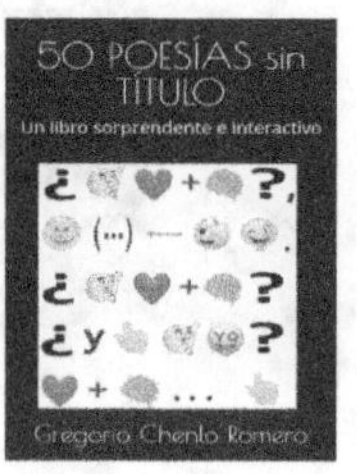
50 POESÍAS sin
TÍTULO
Un libro sorprendente e interactive
Gregorio Chenlo Romero

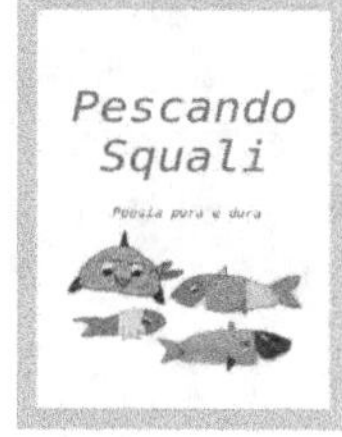
Pescando
Squali
Poesia per i duro

# Copyright©

L'autore di questo libro è Gregorio Chenlo, che si riserva i diritti che la Legge gli concede in ogni regione in cui questo libro è pubblicato.

Questo libro, alla sua prima edizione, è stato pubblicato nel novembre 2022 e il diritto d'autore concesso dalla legge spagnola si applica al momento della sua pubblicazione. Tutti i diritti riservati. Non è consentita la riproduzione totale o parziale di quest'opera.

Nessun marchio è stato inserito intenzionalmente, ma in caso contrario è riconosciuto il rispetto di potenziali marchi, associazioni pubbliche o private, proprietari, fornitori, diritti d'autore, ecc. di alcuni tipi di informazioni e che sono state qui descritte, per cui si potrebbe riconoscere che tutti o parte di essi sono eventualmente marchi registrati ed eventualmente titolari dei diritti che la Legge potrebbe concedere loro.

L'autore non è un esperto in materia e non dispone delle informazioni o non sa se qualcuno di esse sia soggetto a qualsiasi tipo di copyright o diritto d'autore che gli impedisca di utilizzarle come riferimento in questo libro.

Alcuni di essi sono estratti dal browser pubblico di Google©, pertanto resta inteso che il loro utilizzo, salvo ove diversamente indicato, è totalmente pubblico per utilizzarli, almeno come riferimento, in opere simili a questa.

D'altra parte, si precisa che questo lavoro non contiene nessun tipo di raccomandazione, prescrizione o tecnica medica, limitandosi a dettagliare l'esperienza di un paziente reale con reali problemi alla prostata ingrossata e operato con Laser Verde in una clinica privata.

L'utilizzo di quanto qui descritto è limitato all'ambiente particolare, formativo e/o sociale, come è scritto, senza alcuna pretesa commerciale, senza alcuna garanzia e declinando ogni responsabilità che i lettori, altre persone, terzi, aziende, ecc., possono eseguire in proprio e mediante l'utilizzo di tutte o parte delle informazioni qui descritte.

Benché tutto quanto descritto in questo libro sia basato su un'esperienza reale, si declina ogni responsabilità derivante da possibili errori di concezione, interpretazione, ecc., sia da parte di chi scrive che da parte del lettore, eventuale mancanza di rigore medici, scientifici, statistici, errori involontari commessi in tutte o parte delle informazioni incluse in questo libro, ecc.

Confermiamo infine che il contenuto di questo libro non è stato condizionato o partecipato in alcun modo (commerciale, personale, medico, pubblicitario, ecc.) dall'ambulatorio dove è stata eseguita l'operazione, né dal personale sanitario che svolge la propria attività professionale lì, né dal personale dell'ambulatorio di fisioterapia, limitandosi ad essere una descrizione dettagliata di un'esperienza reale di un paziente di questi ambulatori e che vuole solo aiutare altri pazienti con disturbi simili.

ooo0ooo

# Copyright©

L'autore di questo libro è Gregorio Chenlo, che si riserva i diritti che la Legge gli concede in ogni regione in cui questo libro è pubblicato.

D'altra parte, si precisa che questo lavoro non contiene nessun tipo di raccomandazione, prescrizione o tecnica medica, limitandosi a dettagliare l'esperienza di un paziente reale con reali problemi alla prostata ingrossata e operato con Laser Verde in una clinica privata.

L'utilizzo di quanto qui descritto è limitato all'ambiente particolare, formativo e/o sociale, come è scritto, senza alcuna pretesa commerciale, senza alcuna garanzia e declinando ogni responsabilità che i lettori, altre persone, terzi, aziende, ecc., possono eseguire in proprio e mediante l'utilizzo di tutte o parte delle informazioni qui descritte.

Benché tutto quanto descritto in questo libro sia basato su un'esperienza reale, si declina ogni responsabilità derivante da possibili errori di concezione, interpretazione, ecc., sia da parte di chi scrive che da parte del lettore, eventuale mancanza di rigore medici, scientifici, statistici, errori involontari commessi in tutte o parte delle informazioni incluse in questo libro, ecc.

Confermiamo infine che il contenuto di questo libro non è stato condizionato o partecipato in alcun modo (commerciale, personale, medico, pubblicitario, ecc.) dall'ambulatorio dove è stata eseguita l'operazione, né dal personale sanitario che svolge la propria attività professionale lì, né dal personale dell'ambulatorio di fisioterapia, limitandosi ad essere una descrizione dettagliata di un'esperienza reale di un paziente di questi ambulatori e che vuole solo aiutare altri pazienti con disturbi simili.

oooOooo

# Per chi è
# questo libro?

Questo libro è destinato a uomini di qualsiasi età, con o senza sintomi di problemi alla prostata e che necessitano di conoscere i dettagli dei disturbi causati dall'eccessiva crescita di questo organo, la precedente preparazione per andare dall'urologo, il trattamento per mezzo di un intervento chirurgico, degli effetti collaterali insorti dopo il suddetto intervento: possibile dolore e disagi vari, sanguinamento, perdita di urina, eiaculazione retrograda, del processo di guarigione, com'è la vita dopo l'intervento, ecc.

Sicuramente questi uomini hanno tutte le informazioni tecnico mediche necessarie fornite dal loro medico di famiglia, dal loro urologo o anche enormi, confusi, disordinati e chiaramente perseguendo obiettivi commerciali che hanno letto su Internet o su video su varie piattaforme digitali o sentito da un amico o parente che ha passato attraverso un processo simile.

Probabilmente tutte o parte delle informazioni contenute in queste fonti digitali non sono espresse in un linguaggio colloquiale o non forniscono dettagli specifici che trasmettano fiducia e le preparino prima della consultazione, dell'intervento, ecc. o accompagnarli più avanti nella fase di recupero.

I piccoli aiuti contenuti e derivati da questi dettagli sono discussi in questo libro e forniscono un processo più umano, sopportabile, confortevole e, soprattutto, calmo.

oooOooo

# Cos'è e cosa non è questo libro?

Questo libro è una guida di accompagnamento, scritta da un amico, vicino, affabile, in un linguaggio semplice, per aiutare, incoraggiare, sdrammatizzare e rassicurare, per mostrare che altri uomini hanno vissuto qualcosa di simile e l'hanno superata con la pazienza e l'aiuto di professionisti medici.

Questo libro non è una guida medica, nessun metodo medico o paramedico è raccomandato, nessun trattamento è consigliato. Gli aspetti tecnici di un disturbo o di una malattia dovrebbero logicamente essere lasciati nelle mani di medici esperti e professionisti: urologi, anestesisti, fisioterapisti, infermieri, ecc.

In questo libro non viene prescritto nessun medicinale, nessun sistema è consigliato per diagnosticare, curare o operare, nessuna tecnica specifica è raccomandata per eseguire un eventuale intervento chirurgico alla prostata o per alleviare gli effetti collaterali che questo tipo di intervento può portare.

In questo senso e come indicato nel diritto d'autore e copyright precedentemente descritto, l'autore di questo libro declina ogni responsabilità in conseguenza dell'adozione da parte del lettore di qualsiasi provvedimento dopo aver letto questo libro e averlo imputato a lui.

ooo0ooo

# Il problema

I disturbo e gli effetti secondari causati da un'eccessiva crescita della prostata (benigna o meno) è, in generale, un processo lento di anni, senza sintomi evidenti, in molti casi confusi, forse non diagnosticato e, inoltre, è solitamente un problema sfocato o addirittura accresciuto dai miti e dai tabù già citati.

Quando insorge un sintomo legato a possibili problemi alla prostata o il soggetto si presenta in un controllo di routine, i tipici pensieri di negazione del problema e vari tabù possono tornarci in varia misura.

Le tipiche scuse sono di solito: sono giovane per questo, non è niente, non è un grosso problema al momento, aspetterò finché non starò peggio, ho paura di andare dal dottore, non lo faccio fidati degli urologi, mi vergogno a chiedere a un amico, non voglio preoccupare la mia famiglia, questo passerà da solo, questo non ha importanza, non ho tempo per andare dall'urologo, mi ha detto un amico di quanto sia imbarazzante l'esame rettale, non sopporto di spogliarmi di fronte a un altro uomo, sono disgustato dal fatto che mi tocchi, è gay....

Tutto quanto sopra, in generale, l'unica cosa che provoca è il conseguente e logico ritardo dell'indispensabile colloquio con il medico o l'urologo, eventualmente portando il problema ad uno stadio più avanzato di quanto strettamente auspicabile.

oooOooo

# I sintomi

Parlando con tanti amici e parenti che soffrono in misura minore o maggiore di questo disturbo, dopo aver parlato con diversi medici di famiglia e vari specialisti di varie cliniche, dopo aver letto varie bibliografie e soprattutto dopo aver vissuto l'esperienza con vari problemi e una chirurgia della prostata con la tecnica del Laser Verde, potrebbe riassumere che i sintomi sono molti, molto vari e potrebbe classificarli, anche se non un elenco esaustivo, come segue:

- **Sintomi fisici:** è difficile per me iniziare a urinare, il flusso di urina è molto debole e non riesco a controllare puntandolo nell'orinatoio, macchio il pavimento con diverse gocce di urina che non riesco a controllare, ho la sensazione di farlo non svuoto completamente la vescica, urino e ho ancora voglia di urinare, ho un dolore costante come un mal di denti tra i testicoli e l'ano, mi fa male la punta del pene, sento un formicolio nella zona interna del il basso addome o quello che mi sembra possa essere la prostata e/o la vescica, ecc.

- **Sintomi comportamentali:** devo sedermi sul gabinetto in modo che l'urina non esca, devo pulire le ultime gocce con la carta igienica, mi macchio le mutande con l'urina, devo urinare più volte di notte, urino anche molte volte durante la giornata, sporadicamente devo prendere antidolorifici o sonniferi per riuscire a dormire tranquillamente, il seggiolino della bicicletta mi dà fastidio, mi dà fastidio anche stare su una sedia rigida, mi dà fastidio sedermi su un cuscino morbido, mi fa più difficile urinare se bevo due birre, è più difficile per me urinare se ho raffreddore o febbre, ecc.

- **Sintomi mentali:** mi sento imbarazzato da molti dei sintomi fisici di cui soffro, la mia vescica è già stata bloccata una volta, devo andare al pronto soccorso e ho il terrore che si blocchi di nuovo, ho paura che possa ho il cancro, sono preoccupato che se vado dall'urologo mi diagnostica "qualcosa che non va", ho paura di diventare impotente, non so quanto sarà scomoda l'eiaculazione retrograda, come tutto questo influenzerà il rapporto con la mia coppia, non potrò più avere figli, sono preoccupato di soffrire di possibili perdite di urina, dolori e disturbi permanenti, sanguinamento eccessivo, dover sempre usare un catetere, ecc.

- **Altri sintomi:** sono ancora un giovane uomo, non riconosco tutto quanto sopra, né lo presumo, questo passerà come un possibile mal di denti, domani vado dall'urologo..., beh, è meglio che vada dopo mese... (ma il mese prossimo non andrò nemmeno dall'urologo).

Con il passare del tempo, se non si va dall'urologo o da un esperto, questi sintomi possono peggiorare in misura maggiore o minore (fastidio e dolore di tutti i tipi, passare più tempo e andare più spesso in bagno, il getto più debole, rischio di ostruzione della vescica, ecc.) e a seconda di molteplici cause che, secondo gli esperti, possono essere dovute a fattori genetici, ambientali, comportamentali, alimentazione, abitudini sedentarie, diagnosi errata o prematura delle cause sottostanti e fondamentali, trattamento farmacologico errato ecc.


ooo0ooo

# Vita con problemi

sintomi si sommano uni dopo gli altri, ma quando ancora non si sommano abbastanza, preferiamo non pensare o di parlarne, evitiamo di andare dal medico di famiglia o anche dall'urologo e assumiamo questi sintomi singolarmente, nel silenzio più assoluto, proviamo concentrarci e distrarci con altre faccende, come se non fossimo presenti nel processo, come se fosse un problema di qualcun altro.

I limiti della qualità della vita aumentano progressivamente: fastidi diversi, dolori vari, essere consapevoli che c'è sempre un bagno nelle vicinanze, possibili ostruzioni dell'uretra o della vescica, non voler uscire di casa o con gli amici, non voler viaggiare o rimanere in ambienti meno familiari, non poter bere qualsiasi bevande alcoliche con gli amici o la famiglia e anche dover spiegare il perché, sentirsi un peso per gli altri, paura di peggiorare, paura di avere una malattia grave, paura di aver bisogno di un catetere che ci permetta di urinare, ecc.

Questo ritardo nel prendere una decisione che in qualche modo risolva il problema o mitighi tutti o alcuni dei sintomi comporterà nel tempo una serie di potenziali rischi: dolore permanente durante la minzione, blocco della vescica e/o dell'uretra con totale incapacità di urinare, deterioramento della vescica, problemi con l'uretra, possibili problemi renali, infezioni, impotenza, passaggio da qualcosa di benigno a maligno, preoccupazione constante, ecc.

oooOooo

# La soluzione

Quando basta la somma dei sintomi, per fare il passo di andare dal medico di famiglia o dall'urologo, ecco che si apre un nuovo mondo di possibilità e in questo libro ne vengono descritte solo alcune, quelle che l'autore conosce in prima persona. Probabilmente inizialmente andremo dal nostro medico di famiglia e seconda dello stato del problema visiteremo lo specialista in urologia.

Per tutte le ripercussioni psichiche che il problema comporta, è importante rivolgersi ad un urologo esperto, che ci permetta di chiarire tutti i dubbi e che ci trasmetta una certa dose di vicinanza, tranquillità e fiducia. Se questo non si ottiene nelle prime visite, abbiamo ancora tempo per cambiare specialista, pensiamo che con questo tipo di problema dovremo andare più volte all'inizio e sicuramente a regolari controlli semestrali o annuali, eventuali esami medici, interventi, ecc.

Già nell'urologo è fondamentale raccogliere il coraggio necessario per raccontare nel dettaglio tutto ciò che ci accade in relazione alla prostata (effetti sia fisici che mentali), con parole semplici, con le nostre, lo specialista è molto abituato ad ascoltare loro e sa esattamente di cosa stiamo parlando.

È assolutamente essenziale risolvere tutti i nostri dubbi e non averne altri che aggiungano più preoccupazione di quella strettamente necessaria. Prepariamo quindi, da soli o con l'aiuto della nostra coppia, un elenco di tutti i dubbi che abbiamo e se possibile, ordinandoli da maggiore a minore importanza per noi, oltre a darci risposte ed avere maggiori informazioni, tutti questi ci darà di più fiducia, più serenità e molta più pace.

Non dobbiamo avere paura o vergogna di chiedere tutto ciò che ci preoccupa e chiederci ancora se non abbiamo capito le parole, spesso tecniche, che sentiamo.

Ricordiamoci che la consulenza la paghiamo noi e abbiamo almeno il diritto di chiedere, sicuramente nelle future visite dall'urologo saremo molto più sereni, inoltre lo specialista già ci conosce meglio e può aiutarci molto meglio.

In queste consultazioni è molto comune per noi eseguire vari test diagnostici come quelli discussi di seguito. In tutti questi esami l'urologo ci darà un breve riassunto del risultato, ma se abbiamo dei dubbi chiedigli di interpretare ciò che per noi è più importante o semplicemente ciò che ci preoccupa.

- **Ecografia con ultrasuoni:** dove è possibile visualizzare le dimensioni approssimative della prostata e le condizioni generali del sistema urinario, dei reni, ecc. L'urologo applica un gel sul nostro addome e lo comprime leggermente con il sensore dell'ecografo o sonogramma.

- **Esami del sangue**: per conoscere il livello dell'indicatore di possibile cancro alla prostata chiamato anche PSA (livello di antigene prostatico). Per eseguire questa analisi, di solito si va allo stesso centro medico, al mattino e con lo stomaco vuoto. È molto comune che questo esame del sangue venga utilizzato per osservare anche altri parametri dello stato di salute generale del paziente.

- **Analisi delle urine:** per rilevare possibili infezioni nella vescica, la sua composizione, ecc.

- **Esame rettale digitale:** per rilevare possibili anomalie nella forma e nella consistenza esterna della prostata.

L'esame rettale digitale, effettuato nella consultazione stessa dall'urologo, è un esame semplice e del tutto indolore, ma gode di pessima reputazione per aspetti esclusivamente culturali.

È un esame rapido ma "raro" per i problemi culturali che porta ed è molto più leggero degli esami vaginali che periodicamente i ginecologi eseguono sulla stragrande maggioranza delle donne e che riteniamo del tutto normali. Non è molto diverso dal dentista che ci ficca in bocca con le mani e tanti utensili e ci sembra normale.

- **Misurazione del flusso urinario:** detta anche flussometria e che cerca di conoscere con precisione il grado di ostruzione che sta causando la crescita o l'ingrossamento della prostata sull'uretra nonché il riempimento, lo svuotamento della vescica, ecc.

Tutti questi test sono praticamente indolori, eseguirli con le informazioni necessarie, con tempo adeguato, tranquillità e relax è la cosa più importante affinché siano il più sopportabili possibile e soprattutto per non doverli ripetere.

ooo0ooo

# Alternative

Questo libro non è un trattato medico e non descrive tutte le opzioni e gli interventi disponibili al giorno d'oggi per il trattamento dei problemi alla prostata.

Attualmente e grazie ai progressi scientifici e medici, ci sono molteplici opzioni e tecniche per risolvere o alleviare i problemi causati da una prostata eccessivamente ingrossata e infiammata e, in generale, queste opzioni tendono ad essere molto meno invasive quanto prima rileviamo e iniziamo a trattare il nostro problema.

Di solito vengono prescritti vari trattamenti medici: antibiotici, antinfiammatori, antidolorifici, diuretici, medicinali particolarmente indicati per ritardare la crescita della prostata, ecc., oltre ad alcuni cambiamenti nelle abitudini: evitare la stitichezza, il sovrappeso, ridurre l'alcol, eccetera.

Con il passare del tempo e se l'ingrossamento della prostata non rallenta a sufficienza, i sintomi probabilmente peggioreranno e il trattamento necessario diventerà più complesso fino a quando avremo bisogno un qualche tipo di intervento chirurgico minore o maggiore, mirato a vari sintomi, problemi e dimensioni della prostata, con diversi tempi di ricovero ospedaliero, eseguiti in diversi ospedali e/o località (secondo disponibilità tecnica), con diversi tempi di guarigione, effetti collaterali, ecc. e che risolvono temporaneamente o permanentemente il problema.

ooo0ooo

# Come prendere la decisione?

Quando l'intervento è già necessario e la data dell'operazione si avvicina, dal nulla emergono una moltitudine di paure e dubbi che in gran parte vengono risolti con le necessarie informazioni di base (non è necessario, né è troppo conveniente leggere tutti i trattati di urologia su Internet), con colloqui presso l'ufficio dell'urologo, parlare con qualcuno che ha già affrontato questo processo, leggere un libro di base come questo, ecc.

È fondamentale che risolviamo tutti i dubbi che abbiamo, e quando dico tutti, intendono tutti i dubbi, perché faremo di un solo dubbio irrisolto un mondo autentico che con il passare del tempo ci renderemo conto che era molto meno di quanto pensavamo.

Le domande tipiche che possono aiutarci a preparare il primo colloquio con l'urologo possono essere le seguenti (questo non è un elenco completo e ognuno, logicamente, può avere i propri dubbi):

- **Durata dell'operazione:** per quanto tempo saremo in sala operatoria ma la rianimazione necessaria dopo l'intervento, ecc. Per noi, questo tempo, che può essere di un paio d'ore o più, passerà senza accorgercene, ma al nostro compagno e parenti sembrerà un'eternità, sapendolo, non ci saranno allarmi non necessarie.

- **Tipo di anestesia:** l'anestesista deciderà quale tipo di anestesia utilizzare nell'intervento, se di tipo epidurale (simile a quella utilizzata durante il parto), con o senza sedazione profonda, anestesia generale, ecc.

- **Accompagnatore**: vedere se la mia coppia o un familiare può accompagnarmi nella stanza, se ci sono uno o due letti nella stanza, se condividerò una stanza con più pazienti, ecc.

- **Covid:** guardare si devo fare il test Covid prima dell'intervento, se sì, dove lo faccio, vedere se è necessaria la relativa autorizzazione dell'assicurazione privata.

- **Durata del ricovero in clinica:** a seconda dell'orario di ricovero (al mattino o al pomeriggio), quanti giorni all'incirca sarò ricoverato e che, in generale, dipenderanno dalla politica dell'ospedale e dai criteri medici dell'urologo, sulla condizione generale anteriore e posteriore del paziente prima dell'intervento, la sua tipologia, l'evoluzione del paziente, gli effetti secondari che si manifestano, ecc.

- **Com'è il postoperatorio:** quanti giorni sarò ricoverato in ospedale, quanti giorni sarò cateterizzato, quanti giorni impiegherà la convalescenza per poter tornare alla mia attività abituale. Quanto è facile il processo di recupero?. Su quale aiuto posso contare?. ecc.

- **Quali dolori possono sorgere**: dolore quando si cammina, si è seduti, dolore durante la minzione, l'eiaculazione, ecc. Come trattare un tale dolore?. Cosa fare se ho un'emergenza medica o sorgono altre complicazioni?. ecc.

- **Quali farmaci devo assumere:** ad esempio antidolorifici, antinfiammatori, antibiotici, ecc. Devo sospendere il farmaco prima dell'intervento o no?. ecc.

- **Tempo con il catetere**: quanto tempo dovrò essere cateterizzato in ospedale e quanto tempo a casa.

- **Quando verrà rimosso il catetere**: come e dove avviene la rimozione. Consultare se è necessaria la corrispondente autorizzazione dell'assicurazione medica. Se sorgono difficoltà significative a urinare, cosa devo fare per farmi cateterizzare di nuovo, ecc. In caso di dubbi consultare nuovamente l'urologo.

- **Se c'è un'emorragia**: come faccio a sapere se si tratta di un'emorragia lieve o grave di cui dovrei informare il medico, ecc.

- **Perdite di urina**: come vengono alleviate, quanto durano di solito, dove posso andare. Dove fare la riabilitazione?. ecc.

- **Possibile impotenza:** in tal caso, vedere se è temporanea o permanente, dove e come viene controllata, ecc.

- **Sesso:** quando posso avere rapporti sessuali, se devo aggiungere qualche tipo di precauzione o protezione aggiuntiva alle solite, ecc.

- **Eiaculazione interna** (eiaculazione retrograda): com'è questo tipo di eiaculazione, è dolorosa o no, se vorrei avere figli, è possibile o no, come influisce sulla mia fiducia e sul mio rapporto con la mia coppia, ecc.

- **Cibo:** devo seguire qualche tipo di dieta o evitare qualche tipo di cibo specifico: caffè, alcol, sale, spezie, ecc.

- **Riposo e sport:** che tipo e per quanto tempo devo riposare, che tipo di esercizi sono utili o dannosi per il recupero dall'operazione, ecc.

- **Congedo per malattia:** quanto dura l'eventuale permesso amministrativo per malattia, se applicabile, di quale documentazione ho bisogno per applicare detto congedo, ecc.

- **Ecc.:** tutto ciò che ci preoccupa.

Come puoi vedere, è molto interessante fare, da solo o anche meglio con la nostra coppia, un elenco con tutti i nostri dubbi, se possibile in ordine di importanza o cosa ci preoccupa di più, e fissare un appuntamento con l'urologo prima dell'intervento e chiarire tutto ciò che ci preoccupa e cosa dovrebbe essere fatto se in seguito sorgono altri dubbi o si presenta un'emergenza.

In generale, dobbiamo tenere conto dei seguenti fattori per avere una buona pianificazione, evitare sussulti ed essere il più calmi possibile:

- Data, ora e luogo dell'intervento chirurgico.

- Copertura e autorizzazione dell'assicurazione medica, se prevista, sia per l'operazione stessa che per tutti gli esami previsti nel periodo preoperatorio.

- Date, orari e luoghi degli esami preoperatori: esami del sangue e/o delle urine (coagulazione, possibili infezioni, PSA, ecc.), elettrocardiogramma (stato del cuore), flussometria del flusso urinario (misurazione della portata del flusso e del riempimento e svuotamento della vescica), riserva ematica (estrazione per garantire la disponibilità di sangue compatibile e sufficiente in ospedale se necessario), consultazione con l'anestesista dell'ospedale che corrisponde al nostro intervento chirurgico (compatibilità dell'operazione da eseguire con il stato di salute, costituzione fisica, tipo di anestesia da applicare nell'intervento), radiografia del torace (condizioni generali del paziente, ecc.), ecc.

In ogni caso, l'urologo ci fornirà un elenco di esami da effettuare e, qualora non lo facesse l'ospedale stesso, dovremo occuparci di ottenere gli appuntamenti e le autorizzazioni corrispondenti per poter effettuare tali esami con successo e nelle date indicate dall'ospedale.

Tutti questi esami sono del tutto indolori e di solito non è necessaria l'autorizzazione assicurativa, ma è conveniente chiarirlo con l'urologo o la sua squadra e, se possibile, chiedere di raggrupparli in pochi giorni affinché la loro prestazione sia per noi il più confortevole possibile. E' inoltre opportuno chiarire con l'urologo se è necessario raccogliere e consegnare i risultati di detti esami o se a farlo è l'ospedale o la clinica stessa.

- Se così indicato dall'urologo o la sua squadra, dobbiamo effettuare a casa la corrispondente preparazione preventiva: rasatura dell'area genitale (si consiglia di farlo il giorno prima dell'operazione in quanto produce molto prurito, ecc.), clisteri (leggi le istruzioni per l'uso con attenzione o consultare il farmacista su come e quando farlo), digiuno prima dell'intervento, altre prove, ecc.

- Durata dell'intervento (tempo dell'operazione più rianimazione) soprattutto per la tranquillità dell'accompagnatore che dovrà aspettare tutto questo tempo in camera d'ospedale.

- Tipo di anestesia: anestesia generale, anestesia epidurale, con o senza sedazione aggiuntiva, ecc. Se hai dubbi sull'epidurale, chiedi all'anestesista se può essere combinata con una sedazione profonda in modo da non sentire nemmeno la puntura dell'epidurale alla schiena.

- In generale, dopo un'operazione come quella menzionata, l'eiaculazione sarà nella vescica (chiamata eiaculazione retrograda) ed è importante discuterne con l'urologo, soprattutto se prevediamo di avere figli in futuro.

  Questo tipo di eiaculazione ci influenzerà più o meno a seconda dell'importanza che diamo a questo fatto, a causa di connotazioni sessuali, culturali, igieniche, ecc. questo significa sia per noi che per la nostra coppia.

Con tutte le informazioni compilate e ordinate, le date riviste, ecc. possiamo salvarlo in una cartella specifica. Stiamo giocando con la nostra salute, il nostro tempo e i nostri soldi, meglio averlo ben organizzato, meno preoccupazioni e soprassalti, meno ritardi, mancanza di documenti, mancanza di risultati, mancanza di autorizzazioni, nervosismo e stress dell'ultimo minuto, ecc.

oooOooo

# Prima dell'operazione

P rima dell'operazione e in modo logico e naturale sorgono paure, nervosismo, molti dubbi, necessità di avere la migliore preparazione fisica e mentale, ecc.

Con l'avvicinarsi della data dell'intervento, di solito emergono paure e dubbi dell'ultimo minuto che spesso sono solo una conseguenza di non averlo trattato bene in precedenza, a causa di possibili paure non razionali o dubbi logici che sorgono prima di qualsiasi tipo di intervento. Ovviamente tutto questo dipende molto dal carattere di ogni persona e in queste situazioni la serenità e, soprattutto, la possibilità di avere tutte le informazioni necessarie ci aiuterà a superare al meglio questa fase.

Può aiutare molto adottare un'attitudine positiva in cui pensiamo che siamo sicuri di migliorare (pensare diversamente non aiuta affatto), che è un'operazione semplice, che è un'operazione già eseguita migliaia di volte da professionisti esperti e dai nostri medici, che è minimamente invasiva, di breve durata, con pochi giorni di degenza in ospedale, con un periodo postoperatorio relativamente semplice, che si effettua a domicilio del paziente, consultabile nuovamente con l'urologo ciò di cui abbiamo bisogno, ecc.

Sarebbe bene rimandare altri tipi di preoccupazioni familiari, lavorative, ecc. così possiamo concentrarci su noi stessi per una volta. È importante mantenere un ritmo di vita sereno e sano, senza eccessi che mettano a repentaglio la programmazione dell'intervento o che aggiungano più stress del rigorosamente necessario.

oooOooo

# L'operazione

Esistono molteplici tipi di interventi prostatici: attraverso l'uretra, attraverso l'addome, con vari tipi di laser, utilizzando il vapore acqueo, utilizzando metodi meccanici o elettrici, utilizzando metodi chirurgici tradizionali, eseguendo l'asportazione totale o parziale della prostata, con la modifica dello scarico dell'uretra, ecc.

Questo libro descrive solo l'esperienza reale con l'intervento volto a migliorare una crescita benigna di una prostata di medie dimensioni e utilizzando un Laser Verde. In ogni caso, ci sono molte tecniche simili e per altri tipi di interventi, trattamento con farmaci per sintomi precedenti, preparazione all'intervento, periodo postoperatorio, ecc. in cui anche il contenuto di questo libro può aiutar.

Alla fine è arrivato il giorno dell'operazione, sicuramente siamo un po' nervosi, prendiamo la nostra cartella con la documentazione preparata e organizzata di cui abbiamo già accennato e un piccolo necessaire con le basi.

In generale, non avremo bisogno di vestiti per la degenza in ospedale, avremo solo bisogno delle basi per tornare a casa. Possiamo aggiungere gli utensili per l'igiene personale (spazzolino da denti, rasoio, ecc.), biancheria intima (meglio qualcosa di stretto in modo che la sonda non si muova troppo), pantofole, mascherine, qualche pantalone comodo con le gambe larghe, ad esempio tipo tuta e quello permette di indossare la sonda aderente sotto le mutande ma anche la sacca per le urine e che si attacca ad una gamba.

Qualcosa di ovvio, andiamo in ospedale con abbastanza tempo, non aggiungiamo ulteriore stress che abbiamo già abbastanza.

- **1.-Durata:** sebbene si tratti di un'operazione relativamente semplice, ci vuole tempo per completarla perché la vaporizzazione della prostata, con il Laser Verde o altri laser simili, deve essere eseguita lentamente per essere il più precisa possibile (così da per non danneggiare inutilmente aree della prostata, vescica, uretra, ecc.) e può durare circa un'ora.

Al tempo di intervento va aggiunta circa un'altra ora aggiuntiva per andare dalla stanza alla sala operatoria, preparare il paziente, procedere con la somministrazione dell'anestesia corrispondente, concludere il successivo iter di rianimazione del paziente, ritrasferire in camera, eccetera.

L'accompagnatore, in tutti i casi, non deve allarmarsi se questi tempi si allungano (la sala operatoria può richiedere tempo per essere pronta, la rianimazione ha bisogno di più tempo, ecc.) e se è preoccupato può sempre chiedere al personale sanitario.

In generale, l'accompagnatore deve rimanere nella stanza dove verrà informato di eventuali incidenti nell'operazione, in questi casi l'assenza di notizie è un buon segno. In ogni caso, l'urologo informerà brevemente e nel più breve tempo possibile l'accompagnatore e probabilmente il paziente stesso dell'esito dell'operazione già nella stessa sala operatoria se le circostanze lo consentiranno.

- **2.-Tempo di ricovero:** può dipendere da molteplici fattori: tipo di intervento, condizioni generali del paziente, età, presenza di ulteriori patologie pregresse, disponibilità dell'urologo e/o di altro personale sanitario ad attivare la dimissione medica, ecc. ma nel caso qui descritto possono essere appena due giorni.

Durante questo periodo il paziente riposa a letto nella stanza che gli è stata assegnata, con un catetere nell'uretra, una sacca che raccoglie l'urina che periodicamente viene svuotata da un operatore sanitario, una via o linea alla mano per somministrare i farmaci: i diuretici, antinfiammatori, antidolorifici, anticoagulanti, antibiotici, siero, ecc.

Al momento del ricovero, il paziente viene alimentato con una dieta progressiva, dapprima con una dieta blanda (riduce i problemi all'apparato digerente, bocca, gola, stomaco, ecc.), con poco o leggero sale, e successivamente con una dieta praticamente normale.

Dopo la prima visita dall'urologo, che ci informerà brevemente dell'esito dell'operazione, probabilmente ci darà informazioni sulla durata stimata della degenza in ospedale (dipenderà dalle condizioni, dall'evoluzione del paziente, lavoro ospedaliero, ecc.), quando possiamo o dobbiamo alzarci dal letto, camminare e/o sederci (probabilmente il giorno dopo l'operazione), ecc.

Se l'urologo ce lo dice, ci alzeremo dal letto, siederemo e/o cammineremo In questo caso è meglio farsi aiutare dall'accompagnatore, che può aiutarci a metterci comodi, a salire e scendere dal letto, a infilare le ciabatte e, soprattutto, a spostare gli appoggi per le borse con i medicinali collegati alla via, il supporto per la sacca delle urine ecc.

Logicamente, in questi primi movimenti, possiamo avvertire una sorta di fastidio alla zona prostatica, bruciore, ecc., oltre a vertigini, stanchezza, ecc., ma sicuramente tutto migliora con il tempo.

Quando saremo dimessi, è molto probabile che dovremo trascorrere diversi giorni a casa con il catetere e la sacca per le urine in posizione (in genere un paio di giorni).

Il personale sanitario ci aiuteranno a posizionare la borsa sulla gamba (conserveremo le cinghie di fissaggio della borsa alla gamba), ma è molto comodo chiedere loro di fornirci uno o due ulteriori borse più grandi per poterle utilizzare tutta la notte a casa.

È importante poter contare su questa borsa, poiché ha anche un lungo tubo che ci consentirà di girare più liberamente su entrambi i lati del letto senza tirare l'uretra e la vescica, che di solito sono dolorose. Se non disponiamo di tali borse, possiamo sempre acquistarle in farmacia.

La vita con il catetere in posizione, all'inizio, è un po' "strana", ma finiremo per abituarci nel giro di poche ore. Faremo attenzione agli scatti, inizieremo i movimenti con calma e riposeremo e aumenteremo i nostri movimenti man mano che diventeremo più comodi e più familiari con l'esistenza della borsa.

Possiamo fare in modo che il tubo della sacca esca attraverso la parte superiore o inferiore delle mutande a seconda di quanto siamo comodi, ma evitando sempre le pieghe nel tubo della sacca che impediscono il libero passaggio di urina, sangue, rifiuti dell'operazione, ecc.

Dobbiamo svuotare la sacca ogni volta che è necessario (ha un tubo di uscita), cambiarla se necessario, non utilizzare mai i tappi per la sonda perché abbiamo bisogno di tutti i liquidi necessari alla vescica per essere evacuati senza ostacoli, mantenendo la massima igiene intima possibile e per questo possiamo fare la doccia con il catetere senza la sacca, impedendo all'acqua e/o al sapone di entrare attraverso la punta del catetere, ecc.

ooo0ooo

# Dopo l'operazione

**D**opo l'operazione e già a casa nostra, dobbiamo tenere conto di varie problematiche e che vedremo nel dettaglio di seguito: il trattamento prescritto dall'urologo, rimozione della sonda, possibile dolore e disagio, possibile incontinenza urinaria, possibile sanguinamento, possibile problemi di eiaculazione, paura o preoccupazione, pressione familiare diverse, incidenti con il sesso, ecc.

• **1.-Trattamento**

Ora siamo a casa, da un lato sollevati per aver superato con successo l'operazione ma, oltre agli effetti fisici, siamo sicuramente preoccupati anche per i possibili effetti collaterali e se sapremo o potremo arrangiarci facilmente fuori dall'ospedale senza l'attenzione del personale sanitario esperto, già prevedo di sì.

Per alleviare la maggior parte di questi possibili effetti collaterali, l'urologo e/o la sua squadra, prescriveranno una serie di medicinali, trattamenti e abitudini da seguire: assumere antibiotici, antinfiammatori, stare a riposo, non fare movimenti bruschi, non fare movimenti fisici sforzi o sollevare più di 2 kg, bere 2 litri di acqua al giorno, continuare per un certo tempo con le cure mediche prima dell'operazione, richiedere una nuova visita dall'urologo dopo circa un mese, eseguire, se del caso, un esame delle urine per escludere possibili infezioni, vedere se è opportuno rivolgersi a un fisioterapista esperto in esercizi di recupero del pavimento pelvico, tornare in ospedale per rimuovere la sonda, ecc.

In caso di complicazioni: dolore o sanguinamento eccessivo, ecc. dovrebbero essere portati all'attenzione del personale sanitario.

È anche probabile che l'urologo ci consigli di non ingerire stimolanti, caffè, tè, bevande gassate, cibi piccanti, sale in eccesso, ecc. o qualsiasi cosa che aggiunga un irritante all'urina che causa ulteriori problemi quando circola attraverso l'area della vescica, dell'uretra, della prostata, ecc. e che sono vicini all'area operata.

Dobbiamo utilizzare la sacca adeguata per le urine e non un tappo del catetere in modo che la vescica e la prostata possano defluire liberamente senza alcun tipo di ostacolo, tutti i liquidi, sangue, urina, resti di vaporizzazione della prostata, ecc.

È probabile che perdiamo urina, sangue, sperma, ecc. tra il catetere e l'uretra, soprattutto quando dobbiamo andare in bagno, soffrire di stitichezza, tosse, starnuti, fare un movimento improvviso, ecc. In questo senso, in questa fase di recupero, il cibo e una vita sana ed equilibrata diventano ancora più necessari.

La sonda può anche darci fastidio se è mal riposta dentro le mutande, quando ci si siede, si cammina, chinarsi, si va in bagno, quando c'è uno sforzo nella borsa, si gira bruscamente a letto, si fa qualche tipo di movimento eccessivo, anche se abbiamo un'erezione può darci fastidio la sonda all'estremità del pene, ecc. ma con estrema cura e nel tempo, non avremo grossi problemi.

- **2.-Rimozione della sonda**

Quando l'urologo o la sua squadra ce lo dice, dobbiamo andare all'ospedale dove è stato eseguito l'intervento chirurgico o nel luogo assegnato, in modo che la sonda possa essere rimossa correttamente.

La rimozione del tubo può sembrare difficile ma è molto semplice anche se deve essere eseguita da un operatore sanitario e non richiede anestesie di alcun tipo.

L'operatore sanitario, con una siringa, fora un'estremità specifica del tubo e svuota una piccola sfera e contenente un liquido che ha all'interno della vescica (che impedisce al tubo di la sonda di fuoriuscire involontariamente) e lentamente la ritira, scartandola.

La rimozione della sonda, anche se eseguita lentamente e con attenzione dall'operatore sanitario, può causare brevemente dolore, perdita di urina o sanguinamento aggiuntivo, quindi è molto conveniente chiedere all'operatore sanitario di fornirci un sottopiede oppure di portare con noi un assorbente di urina (simile a un assorbente usato dalle donne) per uomo e facilmente reperibile in farmacia e in alcuni supermercati.

Dopo aver rimosso il catetere, potremmo avere, in misura maggiore o minore, perdite di urina e/o sangue senza controllo da parte nostra. Dato che non siamo abituati a portare l'assorbente, è molto conveniente acquistarlo qualche giorno prima e vedere come è posizionato (é molto semplice).

Esistono fondamentalmente due tipi di assorbenti per uomo: quelli che sono come una borsa dove si inserisce la punta del pene e quelli che sono come un guscio sportivo (pugilato, karate, scherma, ecc.) e che coprono l'intera area genitale. Entrambi i tipi di assorbenti sono attaccati alle mutande con una striscia adesiva in modo che rimangano il più immobili possibile. La loro scelta è molto personale, si tratta sicuramente di provarli e vedere come li troviamo più comodi. In entrambi i casi ci sentiremo "strani" i primi giorni ma con il passare del tempo difficilmente ce ne accorgeremo.

Non dobbiamo avere paura di usare un assorbente, se lo mettiamo bene (meglio con le mutande strette così non si muova) non è per niente fastidioso ed è totalmente discreto. Dobbiamo cambiarlo periodicamente per evitare cattivi odori, irritazioni, infezioni, ecc.

- ### **3.-Dolore**

Il dolore causato da questo intervento è lieve ma multiplo e di durata molto variabile nel tempo, dipendente da molti fattori ed è possibile che alcuni di essi durino, in misura maggiore o minore, per più di un mese.

È molto comune provare disagio quando si è seduti, ci si muove, si cammina, si fa un movimento improvviso, si va in bagno, dolore nella zona della prostata simile a quello subito prima dell'operazione, bruciore durante la minzione, soprattutto alla fine del minzione, dolore nella zona dei reni, gambe, schiena e basso addome, sensazione di gonfiore, stanchezza, urgenza di andare in bagno, disagio causato dalla sonda, possibile insonnia causata dal disagio, ecc.

È possibile che il problema più grande di cui soffriamo logicamente durante la minzione, dobbiamo tenere presente che l'urina circolerà attraverso il dotto della prostata che è stato ingrandito in misura maggiore o minore durante l'intervento chirurgico che hanno eseguito su noi e questo è ancora molto sensibile fino a quando non sarà completamente guarito.

Il dotto interno della prostata guarirà lentamente nel tempo come se si stesse creando una "nuova uretra" al suo interno e con esso il dolore e il disagio a poco a poco diminuiranno. Dobbiamo essere molto pazienti con questo lento processo.

Questo processo di guarigione dipende da molteplici fattori: costituzione fisica, tipo di operazione, volume della prostata rimossa, capacità di guarigione, tipo di esercizio svolto, attività sessuale, ecc.

Se il dolore persiste, ad esempio, per più di due settimane, è molto forte o semplicemente ci preoccupa, è meglio rivolgersi all'urologo che escluderà la presenza di ulteriori problemi: calcoli alla vescica, infezioni, ecc.

- **4.-Incontinenza**

È molto possibile e anche normale che nei primi giorni dopo l'operazione, e soprattutto dopo la rimozione della sonda, subiamo perdite di urina, si avverta urgenza e mancanza di controllo durante la minzione. Non dovremmo preoccuparci di questo sintomo prima che sia trascorso del tempo e/o non ci consultiamo con l'urologo.

Sono possibile le perdite di urina con o senza sanguinamento, in misura minore o maggiore, quindi dovremo armarci di pazienza e utilizzare l'assorbente almeno per il giorno per controllare le perdite quando ci muoviamo molto, se tossiamo, starnutiamo, quando ci alziamo, ecc. Questo effetto collaterale si attenua nel tempo e anche quando i muscoli del pavimento pelvico diventano più forti.

Di notte e poiché ci muoviamo molto meno, potremmo averne bisogno solo sporadicamente o nelle prime notti.

Come ho già accennato, è importante applicare le misure igieniche e di utilizzo che indicano il produttore dell'assorbente, il farmacista e anche il buon senso.

Con il tempo sapremo perfettamente come funziona il nostro corpo in questa situazione e ci adatteremo più comodamente. Se necessario e così indicato dall'urologo, possiamo eseguire esercizi per rafforzare il pavimento pelvico e che ci aiuteranno a rafforzare i muscoli coinvolti e ridurre le perdite.

Gli esercizi per il pavimento pelvico consistono fondamentalmente nell'esercizio dei muscoli coinvolti nell'apertura e nella chiusura del passaggio dell'urina dalla vescica. Per esercitare questi muscoli si possono contrarre volontariamente, per pochi secondi, più volte al giorno, costringendo l'ano a chiudersi e/o come se si sollevassero i testicoli, in questo modo i muscoli che controllano il pavimento pelvico posteriore e anteriore sono rafforzati.

Ci sono molte libri disponibili e guide su Internet per poter fare noi stessi gli esercizi per il pavimento pelvico, ma sembra più appropriato identificare un fisioterapista specialista del pavimento pelvico (la maggior parte delle assicurazioni mediche include questo tipo di specialista) che può aiutarci e guidarci per eseguire queste manovre in modo più efficace e il problema viene risolto o minimizzato il prima possibile.

Pertanto, se ritenuto opportuno, potete contare sull'aiuto di un fisioterapista specializzato in esercizi per il pavimento pelvico (meglio se ha esperienza in esercizi specifici per gli uomini, poiché gli esercizi necessari non sono esattamente gli stessi delle donne).

Questo fisioterapista raccoglierà da noi tutte le informazioni necessarie per agire in modo più efficiente: età, contesto familiare, tempo trascorso dall'operazione, tipo di intervento a cui siamo stati sottoposti, frequenza della minzione, sintomi, dolori, inconveniente, ecc.

Una volta firmato il relativo consenso, il fisioterapista ci darà un aiuto sia teorico che pratico. Ci fornirà istruzioni e commenti specifici per poter eseguire gli esercizi in modo corretto ed efficace: ci aiuterà a identificare la posizione dei muscoli interessati, come possiamo svolgere la concentrazione mentale necessaria per muovere i muscoli appropriati, che tipo di movimenti che dobbiamo eseguire e come identificarli (non è necessariamente ovvio), la loro durata, il controllo della respirazione, la postura corporea più appropriata per eseguire correttamente gli esercizi, le ripetizioni, le serie, il controllo degli intervalli tra le minzioni, se interrompere o meno il flusso, ecc.

Effettueremo esercizi per il pavimento pelvico durante le sedute con il fisioterapista ma anche a casa o durante le attività quotidiane che svolgiamo in cui lo specialista ci ha consigliato e ci sentiamo a nostro agio.

All'inizio sarà difficile per noi eseguire gli esercizi perché si tratta di contrarre volontariamente muscoli di cui non sapevamo nemmeno l'esistenza e che di solito li contraiamo involontariamente, ma nel tempo è come respirare.

Il fisioterapista ci darà anche ulteriori consigli sullo stile di vita più consigliabile e che può aiutare o danneggiare il recupero del pavimento pelvico: evitare la stitichezza, il sovrappeso, la manipolazione di pesi eccessivi, tosse prolungata, mancanza di esercizio, bere abbastanza acqua, evitare irritanti per la vescica, eccetera.

È normale che vengano somministrate tra le 5 e le 10 sessioni di mezz'ora di questo tipo di esercizio, ma in caso di dubbio, la cosa migliore da fare, come sempre, è consultare l'urologo o il fisioterapista.

Può succedere, soprattutto i primi giorni, di avere molte variazioni nel flusso delle urine, pensiamo che tutta la zona sia abbastanza infiammata e possa ostruire parzialmente il passaggio delle urine. Se l'ostruzione è totale, dobbiamo andare al pronto soccorso per poter evacuare le urine ed evitare grossi problemi.

In questi casi è opportuno fare il corrispondente consulto con l'urologo, che probabilmente indicherà ancora una volta la necessità di posizionare un catetere, probabilmente più fine, per qualche giorno in più fino a quando l'infiammazione non si sarà ridotta e/o prescriverà ulteriori antinfiammatori, eccetera.

- **5.-Sanguinamento**

È molto probabile che dopo l'operazione, durante le prime settimane e mentre l'interno della prostata non sta guarendo completamente, si noti l'urina mista a minuscoli resti di tessuto della zona della prostata vaporizzata e anche con sangue in misura maggiore o minore.

Questa perdita di sangue può manifestarsi, più probabilmente, all'inizio, durante o alla fine della minzione ed è particolarmente evidente se non abbiamo bevuto abbastanza acqua. Sicuramente ci avranno consigliato di bere 2 litri di acqua al giorno almeno durante i primi 15 giorni dopo l'operazione.

La perdita di sangue è anche più evidente all'inizio della minzione al mattino, probabilmente per l'accumulo di gocce di sangue durante la notte e per aver bevuto molta meno acqua rispetto al giorno.

Sebbene questo effetto secondario sia molto scandaloso, pensiamo che una goccia di sangue in un litro d'acqua lo faccia diventare completamente rosso, la sua importanza è minore di quanto pensiamo. Un'altra cosa è che vediamo sangue denso o coaguli simili a ketchup, quando in dubbio la cosa più logica è che parliamo con il nostro urologo o andiamo al pronto soccorso. Nel tempo, vedere sangue misto a urina è meno comune e il processo di minzione si stabilizza.

- **6.-Paura**

Una cosa tipica dopo un intervento di qualsiasi tipo, e quindi anche nella chirurgia della prostata, è la paura dell'ignoto e quindi tanti dubbi e persino "paranoie" possono assalirci: sono meglio di prima dell'operazione?, sono peggio di prima?, l'intervento ne sia valsa la pena o sarebbe stato meglio sopportare come sono stato prima dell'operazione?.

Altre domande potrebbero essere: quanto tempo ho bisogno per riprendermi completamente?, quali sono gli effetti collaterali che subirò?, mi darò fastidio?, se la prostata ricresce, dovrò avere un'altra operazione?, quali limiti avrò nella mia qualità di vita?, per quanto tempo dovrò usare un assorbente?, quando potrò uscire di casa senza problemi?, quando potrò ritornare nel mio lavoro?, ecc.

Inoltre, a parte il dolore, l'assunzione di farmaci, ecc., in questa operazione, a differenza di altre, si incorrono altri fattori, soprattutto culturali e forse anche sessisti, che lo rendono un po' più complicato (suppongo che le donne soffrano qualcosa di simile nelle sue operazioni di seni, di utero, ecc.), sarò impotente?, sarò in grado di avere normali rapporti sessuali?, sarò in grado di eiaculare?, perderò urina?, dovrò prendere un assorbente?, ecc.

In tutte queste paure, le consultazioni regolari con l'urologo, l'informazioni adeguate, la pazienza, il passare del tempo, le testimonianze di casi simili come quello in questo libro, ecc. possono aiutarci molto ad acquisire fiducia e rendere il processo di recupero molto più amichevole.

- **7.-Pressione familiare**

La guarigione da questa operazione è lenta e influisce, in misura maggiore o minore, sulla qualità di vita del paziente: sono nonno e non posso tenere in braccio la mia nipotina di 10 kg per molto tempo, non posso fare molte faccende domestiche, sono molto limitato nel mio lavoro, non posso o non devo guidare, non posso usare la bicicletta o la moto, non ho voglia di uscire di casa o di viaggiare, non riesco a sedermi a lungo, non posso fare sport, non voglio davvero di vedere nessuno, è già molto tempo a dare spiegazioni nel mio ambiente, ecc.

Tutti questi fattori condizionanti influiscono sulla nostra autostima e se non abbiamo lo spirito e la forza interiore giusti, possono anche generare piccoli conflitti familiari, frustrazione, tristezza, ansia o addirittura depressione.

È fondamentale applicare buon senso, calma, pazienza, empatia e, soprattutto, il dialogo con la famiglia e gli amici più cari. Teniamo sempre presente che il nostro ambiente vuole solo vederci il più bravi possibile, non siamo più iettatori del rigorosamente necessario.

Una cosa curiosa, che attribuisco ancora a questioni culturali, è ciò che i tuoi familiari e amici ti chiedono dopo l'operazione, come stai?... di solito è la prima cosa, ma la seconda è, puoi fare sesso?... come posso io dire... non ora che sto cenando.

Come puoi immaginare, anche se queste domande vengono poste dall'affetto, contribuiscono solo ad aumentare la pressione esistente, ma alla fine il dialogo, soprattutto con il partner e gli amici più cari, lo risolve in modo soddisfacente e non dovrebbe essere dato più importanza.

## • 8.-Sesso

Logicamente deve trascorrere un ragionevole lasso di tempo affinché il corpo appena operato, sia questo che un altro intervento, consenta lo svolgimento dell'attività sessuale con la garanzia di non nuocere alla guarigione. Questa operazione interessa direttamente il contesto genitale maschile e, a maggior ragione, interessa questo importante aspetto della vita di una persona.

In generale, questa volta è scandita dall'urologo ma anche dal paziente stesso e logicamente della sua coppia in modo che entrambi abbiano la sicurezza e si sentano a proprio agio nella nuova situazione.

L'eiaculazione interna è qualcosa di nuovo per il paziente e/o la sua coppia, non è come la prima volta che ha avuto un'eiaculazione ma quasi e sorgono nuove domande: com'è l'eiaculazione retrograda?, farà male?, sanguinerò?, uscirà anche l'urina?, influisce negativamente sul recupero?, proverò meno piacere?, come viene evacuato lo sperma in seguito?, cosa ne pensa la mia coppia di tutto questo?, ecc.

Useremo il buon senso, potremo partire piano, nell'ambiente più controllato e ci adatteremo man mano che la nostra fiducia migliora.

È probabile che inizialmente avremo un'eiaculazione diversa dal normale: una miscela di sperma, liquido seminale ma anche urina e probabilmente sarà mista, una parte dell'eiaculazione sarà verso l'interno e un'altra sarà verso l'esterno. Anche il modo e la forza nell'eiaculazione possono essere molto diversi ma questa situazione può cambiano nel tempo e soprattutto con ogni persona.

Col passare del tempo, con la guarigione della parte operata della prostata, con la riduzione del sanguinamento, con la riduzione del disagio e del dolore, con il maggior controllo dei muscoli del pavimento pelvico, con l'aiuto del fisioterapista, con l'acquisizione di maggiore fiducia in se stessi, ecc. ma, soprattutto, con tutte le informazioni e l'esperienza che il tempo sta fornendo, sia al paziente stesso che al suo partner, questo processo sta diventando qualcosa di assolutamente normale e altrettanto confortevole come prima dell'intervento o anche molto meglio.

ooo0ooo

# Il Recupero

In generale, il processo di recupero o guarigione da questo intervento è piuttosto lento, interessa diversi apparati (urinario, genitale, circolatorio, ecc.) ed è molto variabile a seconda delle condizioni antecedenti l'intervento in ogni persona, del tipo di intervento, dell'età, dell'evoluzione di ciascuno effetto secondario, di come ognuno lo assimila, ecc.

Se pensiamo che tra due giorni saremo fantastico e questo non accadrà, sicuramente possiamo sentirci delusi, ingannati, frustrati o anche tristi e depressi. È molto meglio esaminare i piccoli progressi o i miglioramenti quotidiani e guardare indietro, osservare in modo soddisfacente il cammino percorso.

Trascorreremo diversi giorni con il catetere in posizione, ma verrà rimosso a breve, probabilmente in soli due giorni. Avremo disturbi che si attenueranno nel tempo. All'inizio ci sentiremo a disagio a causa di molte cause e fastidi diversi, ma ogni giorno sapremo come controllarli molto meglio.

Sicuramente sanguineremo durante la minzione, in misura maggiore o minore, ma questo problema diminuirà nel tempo. Dobbiamo avere molta pazienza.

Probabilmente avremo possibili perdite di urina in varia misura, ma sapremo come controllarle in modo semplice man mano che diventeremo più esperti nel controllo dei muscoli del pavimento pelvico.

Potremmo soffrire di impotenza a causa dei problemi fisici legati all'intervento o semplicemente perché non siamo ancora pronti per svolgere attività sessuale, ma l'urologo, se applicabile, ci aiuterà a sapere come possiamo controllarla.

Soffriremo di eiaculazione interna, o completamente secca, o parzialmente fuori con o senza urina, ma con una maggiore esperienza, autostima e fiducia, tutto questo cesserà di essere un problema per noi e/o la nostra coppia.

A tutti questi disagi fisici si aggiungono preoccupazioni, frustrazioni, paure, impazienze, insonnia, ecc. ma tutti questi inconvenienti pian piano si placheranno fino a scomparire o potremo facilmente e abitualmente convivere con una parte di essi disagi fino a che non comportano nessun tipo di problema nella nostra qualità di vita.

Di seguito sono riportati alcuni riferimenti di tempi approssimativi di guarigione, ma non è né uno studio medico, né uno studio scientifico, né una statistica valida e dipende dalla situazione particolare di ogni individuo. È un mero riferimento basato sull'esperienza reale di una persona, ma non dimentichiamo che ogni persona è un mondo.

- Il dolore si riduce drasticamente nelle prime settimane, provocando un piccolo bruciore alla prostata alla fine della minzione.

- Il sanguinamento è molto variabile e può dipendere da molteplici fattori, se andiamo in bagno, abbiamo stitichezza, stiamo seduti per molto tempo, facciamo movimenti bruschi, le condizioni di ogni paziente, ecc. ma tra circa un mese si notano molti miglioramenti.

- Le perdite di urina, indipendentemente del suo volume, stanno diventando note e meglio controllate o alleviate con gli esercizi corrispondenti. Nel primo mese si sperimenta un grande miglioramento, che può essere maggiore se abbiamo utilizzato in modo efficiente i consigli e le tecniche che ci ha insegnato il fisioterapista o esperto di esercizi per il pavimento pelvico maschile.

- Le erezioni involontarie compaiono tra poche ore o giorni dopo l'operazione e le attività sessuali possono essere svolte possibilmente prima di un mese, anche se dipenderanno molto sia dallo stato fisico che dall'umore della coppia. Il miglior riferimento è l'uso del buon senso e l'auto osservazione di come ci sentiamo e di come questa attività ci influisca.

Probabilmente il nostro urologo avrà segnalato la necessità di effettuare una prima revisione dell'operazione circa un mese dopo l'intervento. Assicuriamoci, come sempre, di aver prenotato l'appuntamento e la relativa autorizzazione dell'assicurazione medica.

Come ogni visita di controllo o richiesta, e come abbiamo già accennato, è molto importante che ci prepariamo adeguatamente e abbiamo tutti i dubbi e le domande che vogliamo chiarire scritti o organizzati: qualsiasi dolore che persiste, come è l'emorragia, se abbiamo perdite di urina, siano esse leggere o meno e quando si verificano, se abbiamo problemi di erezione e/o problemi di eiaculazione normale o retrograda, necessità di più sessioni con il fisioterapista, quando e a cosa saranno le possibili future revisioni, se fossero possibili infezioni, quali e come sono i possibili nuovi esami medici, i farmaci corrispondenti da somministrare, ecc.

L'urologo, se del caso, indicherà gli esami aggiuntivi che dobbiamo effettuare: più esercizi per il pavimento pelvico, dove farli e quale specialista può aiutarci (in genere un fisioterapista esperto di trattamento per gli uomini), analisi delle urine se necessario, coltivazione per determinare possibili agenti causali di infezioni ecc.

Probabilmente l'urologo ci fornirà una scheda di monitoraggio (secondo il Punteggio Internazionale dei Sintomi della Prostata o IPSS) da coprire nei prossimi controlli, dove si possono vedere le seguenti epigrafi:

Sono valutati da 0 a 5 (da mai a sempre), ciascuna delle seguenti sezioni ottenendo un punteggio globale.

### 1.-Riempimento della vescica:

- *Frequenza urinaria:* numero di volte che urini nelle due ore successive alla minzione.
- *Urgenza della minzione*: numero di volte con difficoltà a resistere all'urgenza di urinare.
- *Minzione notturna:* numero di volte in cui ci alzi per urinare durante la notte.

### 2.-Svuotamento della vescica:

- *Sensazione di svuotamento incompleto:* numero di volte con sensazione di non svuotamento completo dopo la minzione.
- *Getto intermittente:* numero di volte in cui, durante la minzione, il getto si interrompe e riparte.
- *Flusso debole:* numero di volte in cui si osserva un flusso debole di urina.
- *Sforzo di minzione:* numero di volte che hai dovuto spremere per iniziare a urinare.

**3.-Qualità della vita:** come ci sentiremmo se dovessimo trascorrere il resto della nostra vita con gli attuali sintomi della prostata.

Con questo semplice sistema si ottiene una valutazione numerica e abbastanza obiettiva della situazione globale della nostra prostata e che ci serve, sia per noi che per lo stesso urologo, per osservare e seguire la corretta evoluzione del processo di guarigione, tracciare il più accurato conclusioni sulle condizioni del paziente e, se applicabile, adottare nuove misure (test, trattamenti, ecc.) per migliorare e raggiungere il nostro pieno recupero.

oooOooo

# Vita dopo
# il recupero

n generale, la qualità della vita dopo il completo recupero da questa operazione e soprattutto i suoi effetti collaterali: dolore, sanguinamento, perdita di urina, eiaculazione retrograda, ecc., può essere una qualità di vita del tutto normale, molto sopportabile, molto migliore di quella preesistente prima dell'intervento chirurgico, con o senza qualche effetto secondario non limitativo, ma soprattutto è una qualità di vita che non si riduce o peggiora drasticamente dal momento che non c'è parte o tutta la ghiandola prostatica.

Ci possono accompagnare alcuni effetti collaterali, molti dei quali transitori e che all'età, generalmente avanzata di cui già godiamo, hanno un impatto relativo molto minore sulla qualità della nostra vita.

L'importante, almeno per me, è chiedermi, sto meglio di prima dell'operazione?, e se la risposta è chiaramente sì, l'intero processo ne sarà valsa la pena.

Dovremo ricordare i problemi, dolori, malesseri, limitazioni, rischi, ecc., che abbiamo subito prima dell'operazione e confrontare con lo stato attuale, ma sicuramente il bilancio è molto positivo.

La vita di ciascuno è molto diversa e ognuno dà più o meno importanza ad ogni argomento che abbiamo già commentato, ciò che è evidente è che vivere senza prostata o senza parte di essa, elimina o lenisce in qualche modo la maggior parte dei limitazioni nella qualità della vita che abbiamo subito prima dell'intervento chirurgico. Potremmo pagare il prezzo per qualche nuovo ma minore, e sicuramente temporaneo, effetto collaterale che possiamo gestire da soli senza problemi degni di nota.

Nei prossimi mesi dopo la guarigione, l'urologo consiglierà di effettuare le corrispondenti revisioni semestrali o annuali in cui verranno eseguiti, se del caso, i corrispondenti esami del sangue e delle urine, ecc.

Con le prossime revisione è possibile analizzare nuovamente i livelli dell'indicatore PSA, le possibili infezioni, la perdita di sangue, le condizioni generali della vescica e della prostata, ecc.

Se soffriamo di problemi emorragici, dolore alla zona prostatica, perdita di urina incontrollabile, problemi di erezione e/o eiaculazione di nuovo, la cosa più logica è parlare ancora con l'urologo e chiarire tutti i nostri dubbi (facendo l'elenco corrispondente).

Allo stesso modo, se necessario, potresti parlare con il fisioterapista per aggiungere sessioni extra alla riabilitazione del pavimento pelvico per continuare a rafforzare i muscoli che ci aiutano a controllare correttamente l'uscita di urina dalla vescica.

Con il passare del tempo e l'evoluzione positiva del recupero, l'aumento della fiducia in se stessi, l'eliminazione o la riduzione di vari sintomi, il miglioramento della qualità della vita, l'aumento della nostra zona di comfort, ecc., andremo a mettere tutto questo sulla bilancia e potremo fare una valutazione molto più efficiente, al momento la mia è molto positiva e sta migliorando ogni giorno.

oooOooo

# Ringraziamenti

Con questo libro voglio ringraziare il lavoro di tutti gli operatori sanitari, il personale medico e gli assistenti dell'ospedale in cui sono stato operato e di tutti quegli altri in cui ho svolto qualche tipo di consultazione e/o esame medico sullo stato della mia prostata. In tutti i casi la loro professionalità è stata impeccabile e la loro qualità umana eccezionale.

Voglio anche ringraziare la fisioterapista che mi ha aiutato a controllare i muscoli del pavimento pelvico per la sua professionalità, pazienza e dedizione che mi ha dato nel mio processo di recupero.

Voglio ringraziare l'infinita pazienza e affetto di tutta la mia famiglia e soprattutto di mia moglie che è la migliore compagna e infermiera del mondo.

Vorrei anche ringraziarti come lettore di questo libro e se anche tu hai subito un intervento chirurgico o lo stai facendo, in cura o solo con qualche piccolo sintomo, mi sarebbe piaciuto pensare che questo libro ti ha aiutato a in qualche modo, augurandoti una pronta e positiva guarigione affinché la maledetta *"Prostata Infiammata"* o *ingrossata* te renda la tua vita il più facile possibile.

oooOooo

# Glossario di termini

n questo libro *"Prostata Infiammata: una soluzione"*, si è usato il minimo numero di termini tecnici in modo che non sia necessario consultare nessun'altra fonte e se ne è stata usata qualcuna è stata usata in poche occasioni o utilizzando la più quotidiana parole possibili.

Tuttavia, un piccolo elenco di termini relativi a questo disturbo e questa operazione è allegato e possono essere termini che potrebbero sorgere in qualsiasi consultazione con il medico di famiglia, l'urologo o la sua squadra, il fisioterapista, ecc.

Non sono stati inclusi riferimenti, pagine web, libri di riferimento, ecc. ebbene, a parte quanto descritto in questo glossario, il resto delle informazioni è stato costruito con la vera storia vissuta in questi ultimi anni.

oooOooo

| Concetto | Descrizione |
| --- | --- |
| Diuretico | Farmaco che aiuta a eliminare l'acqua. |
| Eiaculazione retrograda | Eiaculazione che va alla vescica invece di uscire attraverso il pene. Lo sperma viene poi eliminato con le urine. |
| Epidurale | Un anestetico somministrato per iniezione alla schiena, che addormenta la metà inferiore del corpo. |
| Esame rettale | Esame medico eseguita dall'urologo, attraverso l'ano, per rilevare problemi alla prostata. |
| Flussometria | Tecnica eseguita dall'urologo per misurare la portata e la forza durante la minzione, nonché il riempimento e lo svuotamento della vescica. |
| IBP | Acronimo di Iperplasia Benigna della Prostata, cioè, la crescita non cancerosa della prostata. |
| Iperplasia | Crescita anormale delle dimensioni di un organo o di una ghiandola, in questo caso la prostata. |
| IPSS | Punteggio Internazionale dei Sintomi della Prostata |
| Laser Verde | Intervento alla prostata eseguito attraverso l'uretra utilizzando una fibra ottica, guidata da una telecamera, che vaporizza il tessuto prostatico che preme eccessivamente sull'uretra. |
| Minzionale | Relativo al processo mediante il quale la vescica elimina l'urina dal suo interno. |
| Pavimento pelvico | Muscoli che, negli uomini, sostengono la vescica, la prostata, l'uretra, il retto e altri organi. |

| Concetto | Descrizione |
| --- | --- |
| Prostata | Ghiandola del sistema riproduttivo maschile responsabile del controllo dell'eiaculazione, della produzione del liquido che trasporta lo sperma, ecc. |
| Prostatite | Infiammazione della prostata che produce vari sintomi. |
| PSA | Sostanza prodotta dalla prostata e usata come indicatore di problemi alla prostata. |
| Serbatoio del sangue | Il sangue che l'ospedale riserva per un'operazione e che è compatibile con quello del paziente. |
| Sonda | Tubo in latex o silicone che, inserito nell'uretra, permette all'urina di defluire. |
| Uretra | Tubo naturale che permette l'uscita dell'urina all'esterno attraverso il pene. |
| Urologo | Specialista nel trattamento delle malattie dell'apparato urinario, dei reni e del peritoneo in entrambi i sessi e dell'apparato riproduttivo maschile. |
| Vaporizzazione | Tecnica che rimuove l'area indesiderata della prostata utilizzando un laser. |
| Vescica | Organo a forma di borsa che raccoglie l'urina dai reni. |
| Via | Tubo morbido e flessibile che viene inserito in una vena in modo da poter somministrare i farmaci. |

ooo0ooo

# Maggiori informazioni

Puoi trovare maggiori informazioni su questo libro o altri titoli di questo autore sul seguente blog:

gregochenlo.blogspot.com

Se ti è piaciuto questo libro, apprezzo le cinque stelle su la web www.amazon.it e questo senza dubbio mi aiuterà a continuare a migliorare i miei libri e aiuterà anche altri lettori a trovarlo più facilmente e a conoscerlo più in dettaglio.

Grazie mille di nuovo.

ooo0ooo

**Note (v1):**